BEI GRIN MACHT SICH IHR WISSEN BEZAHLT

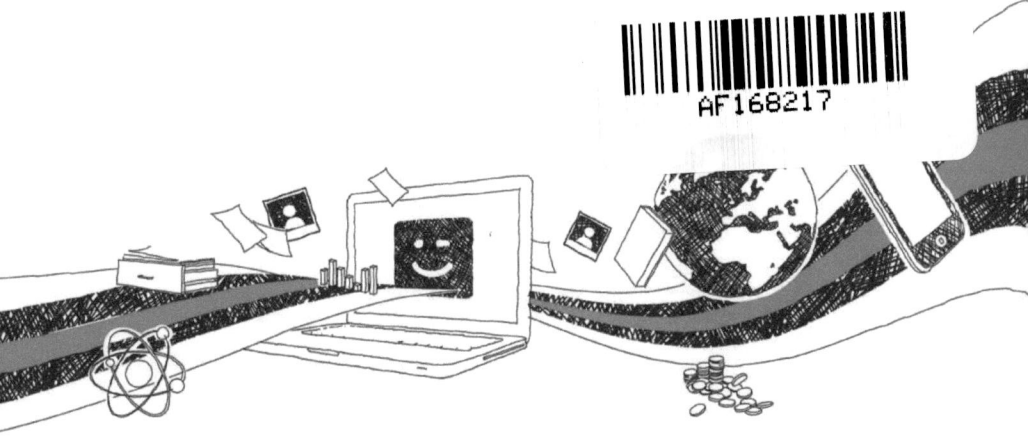
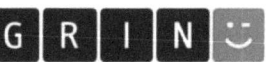

Wie können Prozesse des Gesundheitswesens besser modelliert werden? Kaufmännische Prozessmodellierung in Krankenhäusern

Emilia Halang

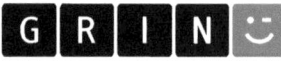

Bibliografische Information der Deutschen Nationalbibliothek:

Die Deutsche Nationalbibliothek verzeichnet diese Publikation in der Deutschen Nationalbibliografie; detaillierte bibliografische Daten sind im Internet über http://dnb.d-nb.de abrufbar.

ISBN: 9783346334480
Dieses Buch ist auch als E-Book erhältlich.

© GRIN Publishing GmbH
Nymphenburger Straße 86
80636 München

Druck und Bindung: Books on Demand GmbH, Norderstedt Germany
Gedruckt auf säurefreiem Papier aus verantwortungsvollen Quellen

Das Buch bei GRIN: https://www.grin.com/document/968040

Belegarbeit Teil I

MODELLIERUNG VON PROZESSEN DES GESUNDHEITSWESENS

THEMENFELD KAUFMÄNNISCHE

PROZESSMODELLIERUNGSTOOLS IN

KRANKENHÄUSERN

vorgelegt von

Emilia Halang

Westsächsische Hochschule Zwickau

Fakultät für Gesundheits- und Pflegewissenschaften
Master of Science Gesundheitswissenschaften
Fachgruppe Wirtschaftsinformatik

Freiberg, 15.08.2020

Abstraktum

Die Qualität der Patientenversorgung hängt in hohem Maße mit der Abwicklung medizinisch-organisatorischer Abläufe sowie der schnellen Verfügbarkeit von Daten innerhalb von Behandlungsprozessen voneinander ab. Die Abstimmung undKontrolle von Arbeitsabläufen wird auf Basis von Krankenhausinformationssystemen oft vnur unzureichend abgedeckt. Die richtige oderfalsche Entscheidung eines Krankenhauses in Bezug auf die einzusetzende Informationstechnologie ist dabei wettbewerbsentscheidend. Die Frage ist, inwieweit die bisher technologisch noch nicht ausreichend erforschten Workflow-Management-Systeme bereits in bestimmten Teilbereichen Krankenhausabläufe bestmöglich unterstützen werden können? Die Antwort wird dabei in wissenschaftlichen Publikationen gesucht und auf das Programm ARIS bezogen. Ziel ist es, die funktionalen Aspekte eines beispielhaften Krankenhauses sowie der darin vorhandenen Notaufnahme mit seinen innerbetrieblichen Abläufen unter Berücksichtigung der vorgegebenen Aufgabenstellungen sowie der Darstellungstools des Programms adäquat darzustellen.

I

Inhaltsverzeichnis II

Abbildungsverzeichnis .. III

Abkürzungsverzeichnis IV

Anmerkung V

Abbildungsverzeichnis

Abkürzungsverzeichnis

ARIS – Architektur integrierter Informationssysteme

BPMI – Business Process Management Initiative

BPMN – Business Process Model and Notation

Ebd. – Ebenda

eEPK – Ereignisgesteuerte Prozesskette

ERCIS – European Research Center for Information Systems

ERM – Entity-Relationship-Modell

Et al. – Et aliae

IDS – Imaging Development Systems GmbH

KIS – Krankenhausinformationssystem

Lat. = Lateinisch

p. – Page

Vgl. – Vergleich

z.B. – Zum Beispiel

ZNA – Zentrale Notaufnahme

Anmerkung

Auf die Verwendung von männlichen, weiblichen und diversen Formulierungen wird in dieser Ausarbeitung verzichtet, um den Umfang in Rahmen zu halten. Somit gelten sämtliche Personenbezeichnungen stets für alle Geschlechter. Die dabei eingenommene Perspektive des Autors ist neutral. Alle Abkürzungen werden im Abkürzungsverzeichnis ausgeschrieben dargestellt.

1 Einleitung

1.1 Vorüberlegungen

Aufgrund neuer Technologien und Behandlungsformen im Gesundheitswesen steigt die Lebenserwartung der Menscen immer weiter an. Das stellt unser Gesundheitssystem vor große Herausforderungen. Einige Statistiken zeigen, dass die Anzahl der unter 20-jährigen immer weiter sinkt - während der Anteil an über 65-jährigen deutlich ansteigt. Als Folge dessen stieg auch die Zahl der Herz-Kreislauf- und Krebserkrankungen an und damit auch die Relevanz von adäquaten Versorgungsstrukturen in Krankenhäusern.[1]

Eine Herausforderung ist hierbei, dass vielfältige finanzpolitische Vorgaben die Krankenhäuser zu Sparmaßnahmen zwingen. Um diesen gerecht zu werden und so effizient wie möglich arbeiten zu können, bedarf es einer konkreten Planung.

Hierbei ist das Ziel, die Prozesse der Patientenversorgung effizienzsteigernd zu optimieren und dennoch die bei einer gleichbleibenden Versorgungsqualität die Unternehmenskosten zu senken. Da zwischen den einzelnen Krankenhäusern ein hoher Wettbewerbsdruck besteht, erwarten die Patienten nicht nur eine erfolgreiche Behandlung, sondern auch eine besonders hohe Servicequalität.[2]

Das Wort „Prozess" (lat. = „procedere") bedeutet vorwärtsgehen oder fortschreiten. Die Definition eines Prozesses ist genauer gesagt ein so genannter „sich über eine gewisse Zeit erstreckenden Vorgang, bei dem etwas entsteht."[3]

Digitale Prozesse können bei vielfältigen Problemstellungen in Krankenhäusern behilflich sein. Beispiele dafür sind das Informieren und Einbinden von Patienten. Dies sind wichtige Bestandteile einer erfolgreichen Diagnostik und Therapie. So können Patienten schon vor der stationären Aufnahme in die bevorstehenden Prozesse involviert werden. Dabei werden sie bis zum Nachsorgeprozess größtenteils digital begleitet, ohne die Klinik und das medizinische Personal zusätzlich zu belasten. Nach einer im Jahr 2018

---

[1] Vgl. Kriegel, 2012, p.84

[2] Vgl. Carstens, 2016, *Prozess*

[3] Vgl. Arndt, 2015, p. 37

1

durchgeführten Umfrage wurde ermittelt, dass sich 85 Prozent der Patienten und Angehörigen wünschen, über aktuelle Wartezeiten informiert zu werden. An zweiter Stelle stand bei den Befragten die Informationen und Verhaltensempfehlungen für die Zeit nach dem Krankenhausaufenthalt.[4]

In Abbildung 1 wird dieser Abschnitt der Befragung dargestellt.

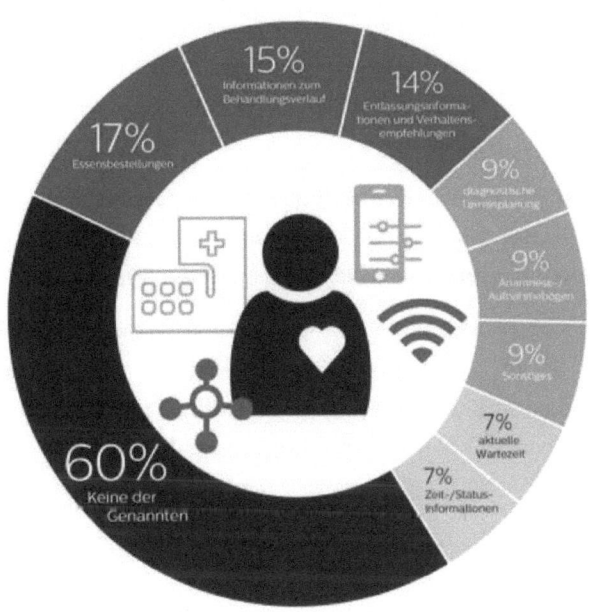

Abbildung 1: Unterstützung des Qualitäts- und Infektionsmanagement durch das KIS[5]

Zusammenfassend kann man sagen, dass digitale Geschäftsprozess die Gesamtheit aller miteinander in Beziehung stehenden Tätigkeiten darstellen, die optimiert werden können, um die vom Kunden angeforderte Leistung bestmöglich zu erzielen.

Ein wesentlicher Erfolgsfaktor ist die genaue Kenntnis der Vorgänge im Unternehmen in einem sich ständig ändernden Marktumfeld. Um weiterhin flexibel und wettbewerbsfähig

---

[4] Vgl. Zimmermann, 2018, *KIS-Systeme in Deutschland: Philips und Deloitte stellen aktuelle Daten vor*

[5] Ebd.

agieren zu können, sollte das Management stets professionell durchgeführte Analysen und Modellierungen durchführen können. [6]

1.2   Zielsetzung

Aufgabenstellung dieser Ausarbeitung ist es, einen typischen Prozess aus dem gewählten Gesundheitsbereich in Form einer erweiterten ereignisgesteuerten Prozesskette (eEPK) zu modellieren. Dabei sollen dessen genaue Ereignisse, ihre Funktionen, ihre zuständige Organisationseinheit sowie deren zu erarbeitenden Daten beleuchtet werden. Der gewählte Gesundheitsbereich beschäftigt sich mit den Prozessen der Notaufnahme innerhalb einer Allgemeinklinik.

Dazu bieten sich eine Reihe von Modellierungstools an, um die Prozesse ansprechend darzustellen. Hierbei wurde sich für das Prozessmodellierungstool "ARIS" entschieden. Dieses Tool wird als Standard im deutschsprachigen Raum gesehen.

Auf dieses Programm wird in Punkt 3.2. genauer eingegangen. Das Programm "ARIS Express" ist frei zugänglich sowie kostenfrei als Download unter http://www.ariscommunity.com/aris-express verfügbar. Die geplanten und beschriebenen Prozesse sollen mit Hilfe einer Legende über die verwendeten Symbole erläutert werden. Außerdem soll der gewählte Detailgrad begründen werden.

Im zweiten Abschnitt sollen zwei typische, kaufmännische Prozesse innerhalb des Bereichs einer Notaufnahme beleuchtet werden. Die Darstellung soll durch das Programms Business Process Model and Notation (BPMN) erfolgen.

Folgende Prozesse wurden dazu ausgewählt:

> Die Entlassung eines Patienten aus einem Klinikaufenthalts
> Die Erfassung von Patientendaten in einem Krankenhausinformationssystem (KIS)

---

[6] Vgl. Arndt (2015), p. 37.

3

Der Fokus liegt dabei vor allem auf den Rollen sowie der Relevanz der Patienten, des Pflegepersonals und der Ärzte.

1.3 Methodik

Methodisch wurde hauptsächlich auf Publikationen zugegriffen, welche einen thematischen Fokus auf die ereignisgesteuerte Prozessketten sowie Inhalte über Workflowmanagement hatten. Dabei wurde vor allem Bezug auf die innerbetrieblichen Abläufe einer zentralen Notaufnahme sowie eines Allgemeinkrankenhauses genommen, welche beispielhaft dargestellt werden.

Ziel dieser Ausarbeitung ist es, einen zusammenfassenden Einblick über das Programm „ArisExpress" mit seinen Darstellungsmethoden der ereignisgesteuerten Prozesskette zu geben.

Die Thematik spielt sich hierbei im Themenbereich der Notaufnahme ab. Im ersten Aufgabenteil wird ein erster Einblick zu den wissenschaftlichen Hintergründen der Thematik beschrieben. Hierbei wird "Aris" und das Darstellungsprogramm der "ereignisgesteuerten Prozesskette" sowie die Relevanz des gewählten Detailgrades erläutert.

Der zweite Abschnitt der Ausarbeitung beschäftigt sich mit den kaufmännischen Prozessen des Gesundheitsbereichs Krankenhaus. Hierbei werden folgende Workflowprozesse thematisch erläutert und grafisch dargestellt: Die Entlassung eines Patienten aus einem Klinikaufenthalt sowie die Erfassung von Patientendaten in einem Krankenhausinformationssystem.

Der Fokus liegt dabei auf den Rollen des Patienten, des Pflegepersonals sowie des Arztes. Dieser Vorgang erfolgt durch die Anwendung des Programms "Business Process Model and Notation".

Für die wissenschaftliche Begründung der Aussagen wurde eine Literaturrecherche nach Coopers Taxonomie durchgeführt. Die mit der Hausarbeit zu ereichende Zielgruppe besteht aus der Wissenschaft, Fachleuten sowie der Praxis.[7] Die Literaturrecherche erfolgt über „Google Scholar".

---

[7] Vgl. Cooper, 1988, p. 104-126

Dabei aufgetretene Zugangshürden waren, kostenlos zugängliche, wissenschaftliche sowie keine veralteten Publikationen zu gebrauchen.

Die Verwendung von deutschsprachiger Literatur sowie die Begrenzung auf möglichst aktuelle Veröffentlichungen sind dabei die Einschlusskriterien. Verwendete Suchbegriffe der Literaturrecherche sind: „Aris", „BPMN" „eEPK", „Notaufnahme" , „Krankenhaus und „KIS". Eingegebene Suchstrings sind „Ereignisgesteuerte Prozesskette", „BPMN Notaufnahme" und „KIS Krankenhaus".

2. Aufgabenteil 1: Themenbereich Notaufnahme

2.1. Theoretischer Hintergrund

Transparente Prozesse sind innerhalb eines Krankenhauses für die betriebliche Steuerung außerordentlich wichtig. Durch eine adäquate Prozessorientierung, offengelegte Strukturen und Abläufe sowie ihre Kosten, Qualität und Patientenzufriedenheit erhält das Management die Mögichkeit das Krankenhaus zielorientiert zu steuern. Dabei ist es wichtig, die innerbetrieblichen Prozessstrukturen so zu gestalten, dass sie je nach wirtschaftlicher und politischer Lage leicht abänderbar und anpassbar sind.

Die Prozessorientierung des Krankenhauses betrifft dabei nicht nur den kompletten Versorgungsprozess der Patienten sondern auch alle Teilprozesse der Diagnostik, Therapie, Pflege, Vorsorgung und Verwaltung. Ziel einer prozessorientierten Strukturierung ist es vor allem, die Leistungen des Krankenhauses für die Patienten zu verbessern.[8]

Seitdem im Jahr 1976 das Entity-Relationship-Modell (ERM) von Peter Chen veröffentlicht wurde, ist es in der Informatik und vorallem der Thematik des Datenbankentwurfs, die wohl am weitesten verbreitete Modellierungssprache zur Datenmodellierung. Sie stellt die Modellierungen von Zusammenhängen der realen oder fiktiven Welt auf einer abstrakten Ebene dar.

Sie ist aus zwei Gründen besonders effektiv: Die Modelliersprache kommt mit nur zwei Grundkonstrukten aus und erlaubt die Darstellung von komplexen, konzeptionellen Zusammenhängen mittels einer leicht verständlichen, graphischen Notation. Die beiden Grundkonstrukten der Sprache sind die Entitäten (Entities), welche als konkrete Objekte der realen Welt bezeichnet werden, und Beziehungen (Relationships) zwischen Objekten. Gleichartige Entitäten werden zu sogenannten Entitätstypen zusammengefasst.[9]

Pieper zweifelt die Möglichkeit an, eine allgemeingültige Beschreibung individueller Prozesse für alle Patienten zu beschrieben und empfiehlt stattdessen die Formulierung von Referenzmodellen. Doch auch dabei müssen spezielle Anforderungen gestellt

---

[8] Vgl. Calzo et al., 1999, p. 489

[9] Vgl. Becker et al., 2012, p. 4

werden, um eine verwertbare Analyse und Modellierung zu erreichen. Das bedeutet, dass die Erhebungstools Daten und Informationen von hoher Validität und Reliabilität liefern müssen. Das heißt auch, dass eine „ganzheitliche" Analyse und Beschreibung nicht wirklich möglich ist. Wichtig ist vor allem, dass zusätzliche Informationen im Nachhinein integrierbar sein müssen. Wichtig ist hierbei, dass die graphischen Darstellungen einen hohen Grad an Verständlichkeit und Vielschichtigkeit an Blickweisen aufweisen muss.[10]

Aspekte und Objekte, welche für eine Modellierung besonders interessant sein könnten, sind wie folgt: Personen, die in der Organisation tätig sind sowie die Hierarchie, die in einer Organisation als Ordnungsstruktur deutlich wird. Wichtig ist hierbei, dass die Unternehmens-Hierarchie oft massiv regulierte Kommunikationsaspekt aufweist. Weiterhin sollte die Arbeitsteilung der Akteure besondere Beachtung beim Management finden, was die Ausführung von Arbeitshandlungen mit einer dafür erforderlichen Qualifikation in Verbindung bringt. Dabei können die qualitativen Aspekte von Modellierungsobjekten zur Verfeinerung des Modells beitragen.[11]

Für die Analysierung einer Prozessmodellbildung, werden die Unterschiede zwischen einem allgemeinen und einem eingeschränkten Prozessmodell betrachtet. Das allgemeine Prozessmodell ist ein Abbild der zeitlichen Aufeinandnerfolge von Zuständen und deren Übergängen. Das eingeschränkte Prozessmodell wiederum weist einen niedrigeren Detaillierungsgrad auf und beschreibt einen Prozess in seinem relevantesten Bereich so einfach wie möglich und nur so genau wie nötig.[12]

In Abbildung 1 wird die Wahrnehmung eines Prozesses, aufgeteilt in den Prozess, das eingeschränkte Prozessmodell und das allgemeine Prozessmodell mit ihren sichtbaren Parametern, grafisch dargestellt.

---

[10] Vgl. Pieper, 2002, p. 46

[11] Vgl. Mitrovic, 2006, p. 19

[12] Vgl. Wikarski, 2012, p. 4

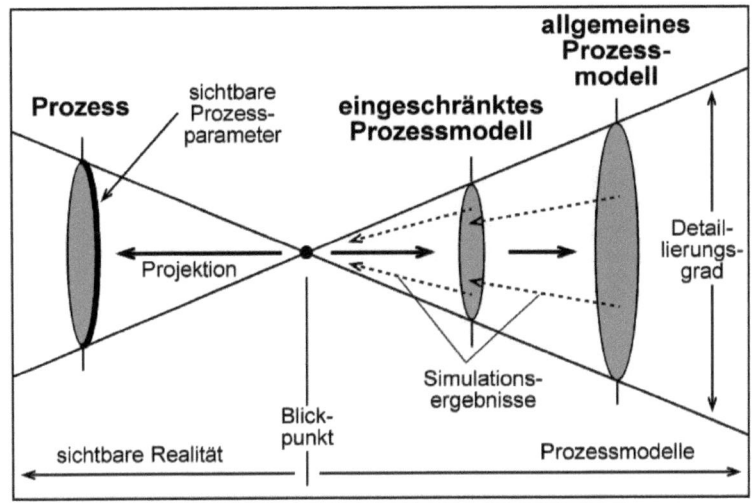

Abbildung 2: Wahrnehmung eines Prozessesmodells über die sichtbaren Parameter[13]

2.2. Modellierungstool Aris

Für die Unternehmen im Gesundheitswesen wird die Modellierung von Geschäftsprozessen zu Dokumentations- und Analysezwecken immer wichtiger. Aufgrund des zunehmenden Wettbewerbs müssen die Unternehmen wettbewerbsfähig bleiben und Schwachstellen so schnell wie möglich identifizieren und beheben. Geeignete Modellierungswerkzeuge machen es möglich, die im Unternehmen ablaufenden Prozesse in einem Modell vereinfacht oder auch detailliert darzustellen.

Die Modellierungsmethode ARIS von IDS Scheer kann hierbei besonderen Anklang finden. Integrierte Informationssysteme umfassen fünf Sichten, welche wie folgt in Abbildung 2 anschaulich dargestellt werden.

---

[13] Wikarski, 2012, p. 5

8

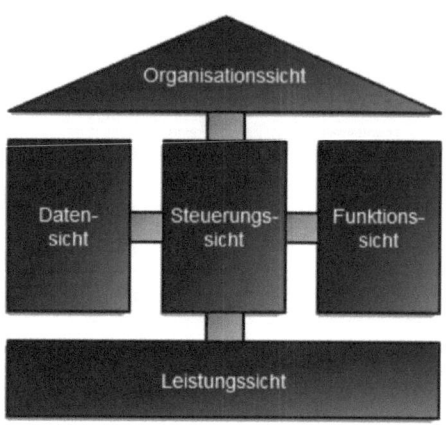

Abbildung 3: Die 5 Sichten der integrierte Informationssysteme[14]

ARIS ist die Abkürzung für „Architektur integrierter Informationssysteme".
Im übertragenen Sinne bedeutet das vor allem, dass die einzelnen Bausteine, aus dem das
Informationssystem besteht, in ihrer Art, funktionalen Eigenschaft sowie in ihrem
Zusammenwirken beschrieben wird. Strunz glaubt, dass die Übertragung des Begriffes
„Architektur" weniger etymologisch als umgangssprachlich zu verstehen ist.[15]

Viel eher werden mit dem Wort „Architektur" Begriffe wie Planung, Verfolgung von
Regeln, Strukturierung oder Koordination mehrerer Partner assoziiert, die Probleme von
Informationssystemen entsprechen. Weiterhin wird der Begriff für die Beschreibung von
Hardware- und Datenbanksystemen eingesetzt.[16]

2.3. Ereignisgesteuerte Prozesskette nach ARIS

In Europa sind die ereignisgesteuerten Prozessketten (EPK) von IDS Scheer im Jahr 1992
entstanden und zählen heute zu einem der am weitesten verbreiteten Ansätze der
Geschäftsprozessmodellierung. ARIS wurde zur sichtenorientierten Modellierung von
Geschäftsprozessen entwickelt. Dieses Modell kann als eine spezielle Variante der

---

[14] Strunz, 1990, p. 441

[15] Vgl. ebd.

[16] Vgl. Scheer, 2013, p. 1

9

Bedingungs-Ereignisnetze verstanden werden, die eine Anzahl dedizierter Verknüpfungsoperatoren besitzt.

Im Laufe der Zeit wiesen die ereignisgesteuerten Prozessketten verschiedene Erweiterungen auf. Diese ermöglichten eine Modellierung des „Geschäftsprozesses im Ganzen" und integrierten im Rahmen der sog. Steuerungssicht entsprechende Elemente zur Organisations-, Daten- und Leistungsmodellierung.[17]

Die EPK hat sich in der Unternehmenspraxis als federführende Methode zurgrafischen Darstellung von Geschäftsprozessen etabliert.die Aufbauorganisation wird über die Organisationssicht dargestellt. Organigramme kommen zum Einsatz, um hierarchische Beziehungen abzubilden. Des weiteren wird für die Modellierung relevanter Objekte und deren Beziehungen zueinander die Datensicht verwendet..

Dabei wird, wie im letzten Kapitel bereits beschrieben, auf das „Entity Relationship" Konzept zurückgegriffen. Betriebliche Aktivitäten, welche auf verschiedenen Aggregationsstufen stattfinden, werden über die Funktionssicht dargestellt. Dazu kommen sogenannte Funktionsbäume zum Einsatz. Materielle und immaterielle Leistungen des Krankenhauses werden über die Leistungssicht modelliert und die Steuerungssicht zeigt die Integration der Teilsichten unter Einsatz von Regeln und Notationen der EPK auf.[18]

In Anhang 1 wird über „ARIS Express 2.4d" eine ereignisgesteuerte Prozesskette der innerbetrieblichen Ereignisabfolgen innerhalb einer Notaufnahme abgebildet. Als Informationsbasis diente die Ablaufbeschreibung der Website des Uni-Klinikums Aachen.[19]

2.4. Relevanz des gewählten Detailgrads

Ein zentrales Problem der Prozessmodellierung ist die Auswahl einer adäquaten Modelldetaillierung. Eine Studie über die derzeitigen Probleme und zukünftigen

---

[17] Vgl. Andonova, 2015, p. 70

[18] Vgl. Gadatsch 2005, p. 82

[19] Vgl. Ittel, 2016, *Abläufe in der Notaufnahme.*

Herausforderungen im Geschäftsprozessmanagement haben dies bestätgt. Gadatsch identifiziert einen passenden Detaillierungsgrad als aktuelles Problem in der Praxis. Prozessmodelle können sehr grob modelliert werden.

Das kann z.b. nützlich sein, um als Basis für strategische Überlegungen einen Überblich über die derzeitige Prozesslandschaft eines Unternehmens zu erhalten. Wenn ein Prozessmodell allerdings für Simulationen oder Automatisierungen verwendet werden soll, sollte dieser besser äußerst detailliert beschrieben werden. Weiterhin lässt sich festhalten, dass eine strukturierte Bearbeitung von Prozesselementen mit Hilfe von Attributinformationen sowie Detaillierungsproblemen in der Literatur eher selten thematisiert werden.[20]

Becker geht wiederum davon aus, dass aufgrund der umfangreichen Verwendungsmöglichkeiten von Prozessmodellen die Wahl des Detaillierungsgrades nur in Abhängigkeit des jeweiligen Verwendungszweckes möglich ist. Die Beteiligung heterogener Anwenderkreise an der Modellierung führt zu verschiedenen Anforderungen an den Detaillierungsgrad.

Welche Prozessmodelldetaillierung in Abhängigkeit verschiedener Zwecke angemessen ist, kann durch den Entwurf eines Bewertungsschema identifiziert werden.[21]

In dieser Publikation wurde bei allen Darstellungen ein mittlerer Detailgrad gewählt. Das heißt, dass auf außerordentliche Detaillierungen bei den Programm-Komponenten zum Zweck der Übersichtlichkeit verzichtet worden. Dennoch wurde darauf geachtet, Informationen der Prozesse der innerbetrieblichen Abläufe des Krankenhauses sowie der Notaufnahme sinnvoll darzustellen.

---

[20] Vgl. Gadatsch, 2012, p. 211-212

[21] Vgl. Nissen et al., 2006, p. 54

11

3. Aufgabenteil 2: Kaufmännische Prozesse im Gesundheitsbereich Krankenhaus

3.1. Modellierung nach Business Process Model and Notation

Das „Business Process Modeling and Notation" Modell (BPMN) wurde im Jahr 2002 von der Business Process Management Initiative (BPMI) entwickelt. Mit BPMN sollte eine intuitive Notation geschaffen werden, die es den Anwendern einer Geschäftsprozessmodellierung ermöglicht, ihre Prozesse adäquat und detailliert darzustellen und zu nutzen.

Hierfür wurde der Schwerpunkt auf eine grafische Repräsentation der Geschäftsvorfälle gelegt. Zwischen den beteiligten Organisationen und Akteuren soll somit das intuitive Verständnis von Interaktionen und Geschäftshandlungen ermöglicht werden. Somit soll das erlangte Verständnis von komplexen Abläufen gefördert werden, um wiederum die Kommunikation sowohl zwischen den beteiligten Unternehmen als auch innerhalb des eigenen Unternehmens zu steigern.

Das Prozessmodellierungstool BPMN wird von vielen Autoren als passenste Methode gesehen, um die Lücke zwischen den „Business-Andwendern" und der Programmnähe zu schließen. Die Anwender sind vertraut damit, Geschäftsprozesse in einem „flow-chart format" zu visualisieren und dabei zu analysieren, wie Unternehmen arbeiten und somit die Geschäftsprozesse zu definieren..[22]

3.2. Entlassung eines Patienten aus einem Klinikaufenthalt

Die stationäre Aufnahme über die Notaufnahme kann durchaus als Risikofaktor beschrieben werden, da sie ein hohes Komplikationsrisiko mit sich bringt. Beispiele dafür sind der sogenannte „Drehtüreffekt" und die hohe Wiederaufnahmerate nach der Entlassung. Ein weiterer Risikofaktor ist, dass akute Erkrankungen durch systemisch schlecht geplante Abläufe übersehen.[23]

---

[22] Vgl. Andonova, 2015, p. 70

[23] Vgl. Hien et al., 2013, p. 83

Das Krankenhaus unterliegt der gesetzlichen Verpflichtung, die Entlassung der Patientenaus dem Krankenhaus vorzubereiten. Beim Entlassmanagement ist es vor allem zielführend, eine lückenlose Anschlussversorgung der Patienten zu organisieren.

Das Krankenhaus muss daher konkret analysieren, ob und welche medizinischen oder pflegerischen Maßnahmen im Anschluss an die Krankenhausbehandlung erforderlich sind und wie die Informationen dieser Maßnahmen bereits während des stationären Aufenthaltes effizient weitergeleitet werden können.

Das ist vor allem für die unmittelbare Anschlussversorgung nach dem Krankenhausaufenthalt erforderlich, um den Umfang sowie die Notwendigkeit an Arzneimittel, Heilmittel, Hilfsmittel, Soziotherapie und Häusliche Krankenpflege zu planen.[24]

Um die Planung der systemisch erstellten Prozesse zu unterstützen, kann das „Business Process Modeling Notation" Programm äußerst vorteilhaft sein. Auf der Abbildung in Anhang 2 wird der Workflow-Prozess der Entlassung eines Patienten aus einem Klinikaufenthalt dargestellt. Dabei wird Bezug auf die Rollen des Patienten, des Krankenpflegepersonals sowie des Arztes genommen. Als Quelle wurde eine Publikation der Bundesärztekammer verwendet.[25]

3.3. Erfassung von Patientendaten in einem Krankenhausinformationssystem (KIS)

Der Begriff „Krankenhausinformationssystem" (KIS) bezeichnet die Gesamtheit aller, informationstechnischen Systeme eines Krankenhauses, welche zur Verwaltung und Dokumentation von elektronischen Patientendaten eingesetzt werden.

Das KIS hat dabei in erster Linie seinen Fokus auf die zentralen, elektronischen Patientenakten.

---

[24] Vgl. Simon, 2008, p. 1

[25] Vgl. Rabbata, 2010, p. 25

Um den Einsatz eines KIS datenschutzkonform einzusetzen, erfordert ein Krankenhausinformationssystems als Erstes eine gewisse Funktionalität der eingesetzten Produkte. Das betrifft an erster Stelle die Hersteller der entsprechenden Produkte, welche angewendet werden. Eine adäquate Verwendung ist die Vorraussetzung dafür, dass in dem Krankenhaus alle geeignete Funktionen und Mechanismen zur Verfügung stehen.[26]

In Anhang 3 wird über das Programm BPMN ein Modell für die Erfassung von Patientendaten in einem Krankenhausinformationssystem unter Berücksichtigung der Rollen des Patienten, des Pflegepersonals sowie des Arztes graphisch dargestellt. Weiterhin wurden notwendige Artefakte wie Datenspeicher des Krankenhauses berücksichtigt.

---

[26] Vgl. Peti, 2014, p. 19-20

4. Fazit

Wenn die innerbetrieblichen Abläufe in Krankenhäusern optimiert und neugestaltet werden könnten, besteht in der Neugestaltung der Ablauforganisation große Potenziale. Dabei können enorme Einsparungen von Zeit- und Kostenplanungen erzielt werden. Wenn diese Umstrukturierungen optimal gelingen, kann somit auch die Qualität der Patientenversorung gesteigert werden. Wichtig ist, dass die Prozess- und Patientenorientierung immer im Vordergrund stehen. Das gilt vor allem auch für das Workflowmanagement der Notaufnahme. Kritische Risikofaktoren, welche stets mit eingeplant werden sollten, sind eine geeignete Vorgehensweise bei der Analyse, der Modellierung sowie Optimierung der neugestalteten Prozesse.

Weiterhin muss berücksichtigt werden, dass lediglich durch ein professionelles Management die Potenziale der innerbetrieblichen Geschäftsprozesse verwirklicht werden können. Ein KIS weist zwar enorme strukturelle Vorteile auf, lässt sich jedoch meist nicht flexibel und kostengünstig genug in der Praxis anwenden.

Die Verbesserungsprozesse können somit verhindert werden. Auch in Zukunft wird die Wahl der richtig eingesetzten Informationstechnologien wettbewerbstechnisch entscheiden. Weiterhin wird in Zukunft das Ziel sein, die Prozesslaufzeiten weiter zu verkürzen, die Zufriedenheit der Mitarbeiter und Patienten sowie das Qualitätsmanagement zu verbessern.

Das Konzept der Prozessorientierung und ähnlicher Technologien wird sich vermutlich mittelfristig durchsetzen und in einigen Jahren vielleicht sogar quasi selbstverständlich für die Anwendungsentwicklung eingesetzt werden, ähnlich wie heutige Datenbanksysteme. Bis dieses Ziel erreicht ist, gibt es in technologischer Hinsicht allerdings noch großen Entwicklungsbedarf.

Literaturverzeichnis

Andonova, M. (2015). *Geschäftsprozessmodellierung klinischer Behandlungspfade und deren Simulation für ein Krankenhausmodell.* Hamburg, p. 70. Retrieved from: https://ediss.sub.uni-hamburg.de/volltexte/2016/7923/pdf/Dissertation.pdf (Letzter Zugriff: 15.08.2020)

Becker, J., Probandt, W., Vering, O. (2012). *Grundsätze ordnungsmäßiger Modellierung.* Konzeption und Praxisbeispiel für ein effizientes Prozessmanagement. Münster

Calzo, P., Knorr, K., Röhrig, S., Teufel, S. (1999). *Prozessmodellierung im Krankenhaus.* Heidelberg, p. 489.

Carstens, O. (2016). *Prozess.* Bibliographisches Institut GmbH Dudenverlag. Veröffentlicht am 14.02.2016. Retrieved from: http://www.duden.de/rechtschreibung/Prozess

Cooper, H.M. (1988). *Organizing knowledge syntheses: A taxonomy of literature reviews.* Knowledge in Society 1, 104. https://doi.org/10.1007/BF03177550 (Letzter Zugriff: 15.08.2020)

Gadatsch, A. (2005). *SAP®-gestütztes Rechnungswesen: Methodische Grundlagen und Fallbeispiele mit mySAP ERP® und SAP BI®.* Bonn, p. 82-212.

Hien, P., Pilgrim, R. R., Neubart, R. (2013). *Moderne Geriatrie und Akutmedizin: Geriatrisch-internistische Strategien in Notaufnahme und Klinik.* Berlin, p. 83.

Holthausen, H., Kloss, S., Pannek, H., Pieper, T. Tuxhorn, I. (2002). *Epilepsy Surgery in Children with Focal Cortical Dysplasia (FCD): Results of Long-Term Seizure Outcome.* Stuttgart, New York, p. 46.

Ittel, T. (2016). *Abläufe in der Notaufnahme.* Universitätsklinikum Aachen. Retrieved from: https://www.ukaachen.de/kliniken-institute/notaufnahme/fuer-patienten/ablaeufe-in-der-notaufnahme.html (Letzter Zugriff: 15.08.2020)

Jörg Becker , J., Probandt, W., Vering, O. (2012). *Grundsätze ordnungsmäßiger Modellierung.* Konzeption und Praxisbeispiel für ein effizientes Prozessmanagement. In: Becker, J. (Hrsg.). European Research Center for Information Systems (ERCIS). Westfälische Wilhelms-Universität Münster, p. 4.

Kriegel, J. (2012). *Krankenhauslogistik: Innovative Strategien für die Ressourcenbereitstellung und Prozessoptimierung im Krankenhauswesen.* Wiesbaden, p. 84.

Mitrovic, A. (2006). *Workflowanalyse einer zentralen Notaufnahme (ZNA).* Diplomarbeit. Frankfurt, p. 19.

Nissen, V., Termer, F., Wessels, S. (2006). *Grundlegende Überlegungen zum adäquaten Detaillierungsgrad von Geschäftsprozessmodellen.* Fachgebiet Wirtschaftsinformatik für Dienstleistungen. Technische Universität Ilmenau, p. 54. Retrieved from: http://cs.emis.de/LNI/Proceedings/Proceedings206/53.pdf (Letzter Zugriff: 15.08.2020)

Nowak, R. (1991). Transaktions-, Informations- und Kommunikationssysteme. In: von Stein, J.H., Terrahe, J. (eds.). Handbuch Bankorganisation. Wiesbaden, p. 441. https://doi.org/10.1007/978-3-322-83542-0_9 (Letzter Zugriff: 15.08.2020)

Petri, T. (2014). Orientierungshilfe Krankenhausinformationssysteme. Version 2 mit Stand vom März 2014, p. 19-20. Retrieved from: https://www.datenschutz-bayern.de/technik/orient/oh-kis.pdf (Letzter Zugriff: 15.08.2020)

Rabbata, S. (2010). *Prozessverbesserung in der Patientenversorgung durch Kooperation und Koordination zwischen den Gesundheitsberufen.* Konferenz der Fachberufe im Gesundheitswesen bei der Bundesärztekammer. Berlin, p. 25. Retrieved from: Prozessverbesserung in der Patientenversorgung durch Kooperation und Koordination zwischen den Gesundheitsberufenhttps://www.bundesaerztekammer.de/fileadmin/user_upload/downloads/FachberufeProzessverbesserung.pdf (Letzter Zugriff: 15.08.2020)

Scheer, A. W. (2013). ARIS – *Vom Geschäftsprozess zum Anwendungssystem.* Saarbrücken, p. 1-3.

Schneck, S., Werner, A., Wolter, H.-J. (2015). *Zur Entwicklungsdynamik neugegründeter Unternehmen: Eine Längsschnittanalyse auf Basis des Umsatzsteuerpanels.* IfM-Materialien, No. 238. Bonn, p. 37.

Schwickert, A. (2011). *Geschäftsprozessmodellierung mit Aris. Arbeitspapiere Wirtschaftsinformatik.* Giessen, p. 39. Retrieved from: https://wiwi.uni-

giessen.de/dl/down/open/Schwickert/ec96fdc6c57f38bc38ae1e3a467fe8ea395c199c2
9d8e44012f5aa99c7c050795d2e71f3d2cbb31a1380ee1968e53ed4/Apap_WI_GI_20
11_01_PDF_Download_gesch_tzt.pdf (Letzter Zugriff: 15.08.2020)

Simon, F. (2008). *Helios Kliniken GmbH*. Patienteninformation zum Entlassmanagement nach § 39 Abs. 1a SGB V. Plauen, p. 1. Retrieved from: https://www.helios-gesundheit.de/fileadmin/UWS_Kliniken/Klinikum_Plauen/07_Dokumente_Ihr_Aufe nthalt/17-10_Entlassmanagement_Patienteninformation_Anlage_1a.pdf (Letzter Zugriff: 15.08.2020)

Wikarski, G. (2012). *Prozessmodellierung in der Medizin*. Berlin, p. 4-5.

Zimmermann, D. (2018). *KIS-Systeme in Deutschland: Philips und Deloitte stellen aktuelle Daten vor*. Veröffentlicht am 29.05.2018. https://healthcare-in-europe.com/de/news/kis-systeme-in-deutschland-philips-deloitte-stellen-aktuelle-daten-vor.html (Letzter Zugriff: 15.08.2020)

Anhang

Anhang 1:   Ereignisgesteuerte Prozesskette einer Notaufnahme

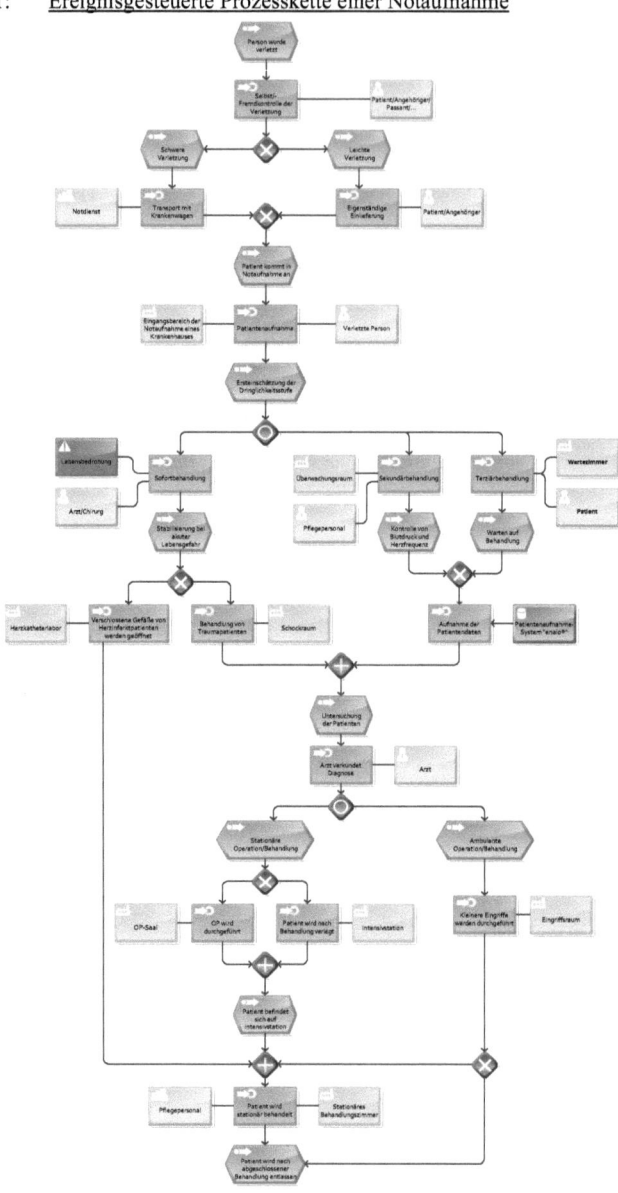

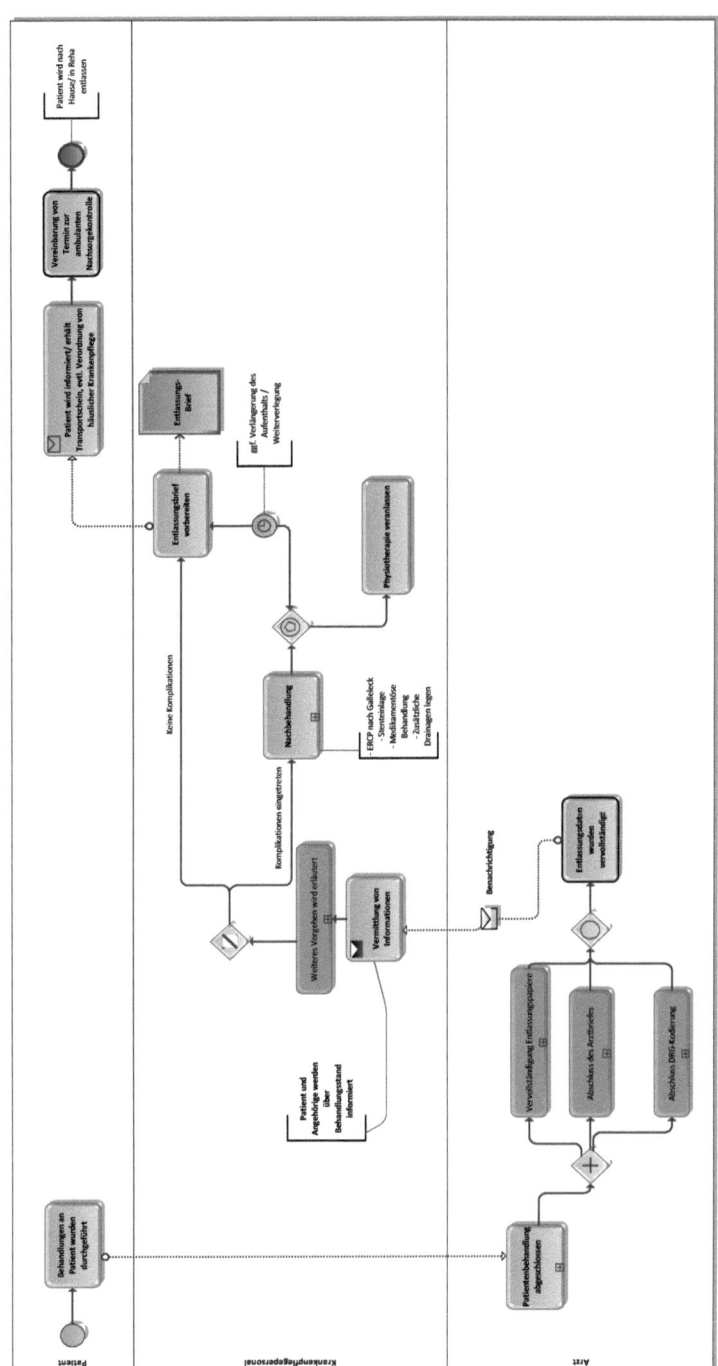

Anhang 2: Entlassung eines Patienten aus einem Klinikaufenthalt mittels BPMN

20

Anhang 3:   Erfassung von Patientendaten in einem Krankenhausinformationssystem

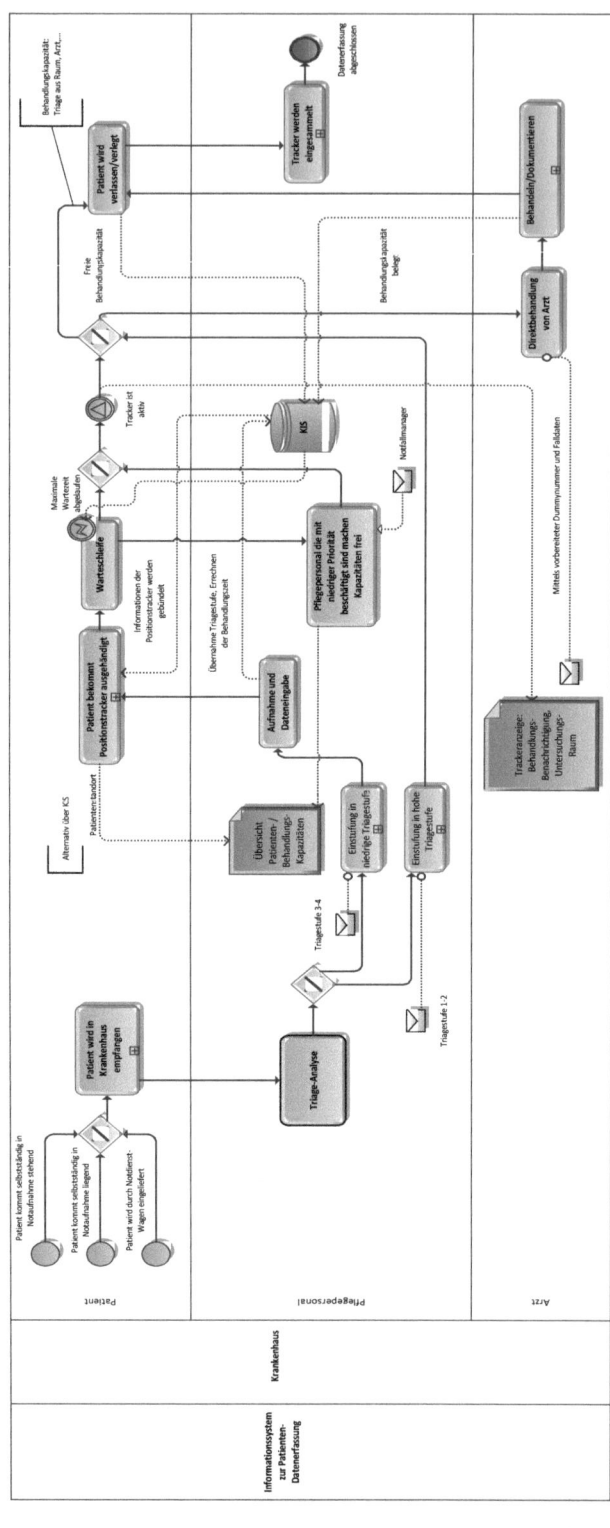

21

BEI GRIN MACHT SICH IHR WISSEN BEZAHLT

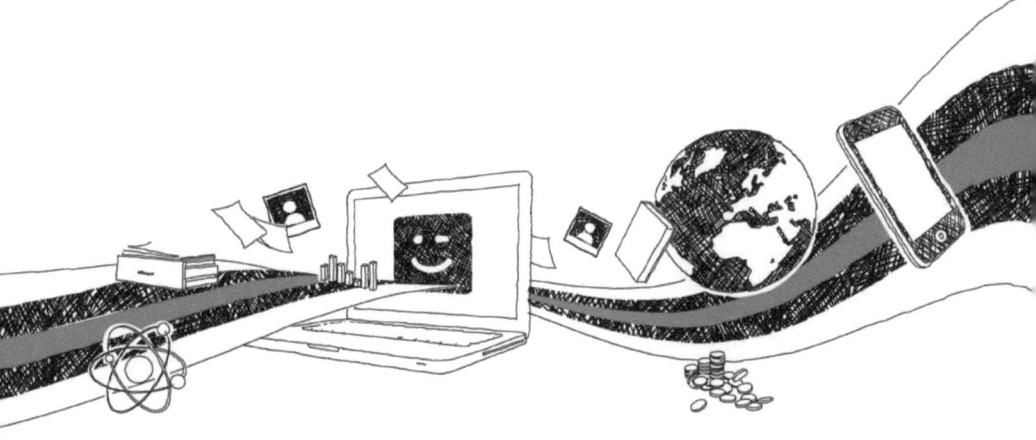

- Wir veröffentlichen Ihre Hausarbeit, Bachelor- und Masterarbeit

- Ihr eigenes eBook und Buch - weltweit in allen wichtigen Shops

- Verdienen Sie an jedem Verkauf

Jetzt bei www.GRIN.com hochladen und kostenlos publizieren

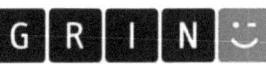